ORTHOPÉDIE.

Traitement

DES

DÉVIATIONS DE LA TAILLE

ET DES

DÉFORMATIONS DES MEMBRES,

A L'AIDE

D'APPAREILS SIMPLES, COMMODES,

dont il est facile de dissimuler l'emploi, et qui ont été admis à l'Exposition de 1839,

PAR

MONCOURT,

Mécanicien Orthopédiste et Bandagiste,

BREVETÉ DU ROI,

Rue du Faubourg-du-Temple, No 14,

A PARIS.

1841.

ORTHOPÉDIE.

MONCOURT,

BREVETÉ.

PARIS,

RUE DU FAUBOURG—DU—TEMPLE,

N° 14.

Paris, Imprimerie de Pollet et Cie, rue Saint-Denis, 380.

ORTHOPÉDIE.

Traitement

DES

DÉVIATIONS DE LA TAILLE

ET DES

DÉFORMATIONS DES MEMBRES,

A L'AIDE

D'APPAREILS SIMPLES, COMMODES,

dont il est facile de dissimuler l'emploi, et qui ont été admis à l'EXPOSITION DE 1839,

PAR

MONCOURT,

Mécanicien Orthopédiste et Bandagiste,

BREVETÉ DU ROI,

Rue du Faubourg-du-Temple, N° 14,

A PARIS.

1841.

OBSERVATION PRÉLIMINAIRE.

Je n'ai pas la prétention de faire ici l'historique de la marche des erreurs et des progrès qu'a faits jusqu'ici l'Orthopédie : cette érudition facile serait superflue pour les médecins et inutile au public.

En publiant cette Notice, je cède au besoin de me rendre le plus utile possible ; et, dans ce but, je dois faire connaître quelques appareils de mon invention et que l'expérience de plusieurs années a sanctionnés par le succès.

Naguères les familles, les médecins eux-mêmes, s'imaginaient que les déviations de la taille ne pouvaient trouver quelque chance de guérison que dans certains établissemens où tous les genres de souffrance étaient infligés aux malheureux enfans tiraillés nuit et jour sur un lit de fer. Aujourd'hui la spéculation ignorante et routinière doit se taire devant les progrès intelligens de la mécanique, étayée des lumières de l'Anatomie chirurgicale. On doit se pénétrer de cette idée qu'il ne suffit plus d'un lit à extension continue ou intermittente pour le redressement de l'épine dorsale : outre que cette machine est d'un prix considérable et d'une manœuvre difficile, il y a, dans le corps vivant, des lois physiologiques à satisfaire et que la Mécanique doit combattre ou seconder, mais dont les Orthopédistes ne s'étaient pas encore rendu un compte bien exact. Voilà surtout ce qui a été mis en lumière par les beaux travaux du célèbre Delpech de Montpellier. Aussi, suis-je parti de là pour arriver, après de longues recherches et de consciencieuses expériences faites sous les yeux d'un grand nombre de Médecins distingués de la Capitale et des départemens, à composer les appareils nouveaux et salutaires que je vais d'écrire succintement et dont on pourra prendre une idée en jetant les yeux sur les diverses figures de la planche ci-jointe.

DÉVIATION

DE LA COLONNE VERTÉBRALE.

La déviation de la colonne épinière ou du rachis peut siéger séparément dans les trois divisions anatomiques : cervicale, dorsale ou lombaire; elle se fait alors *à droite* ou *à gauche;* elle peut siéger dans deux divisions à la fois en sens inverse, et l'on dit qu'il y a *double déviation;* elle est compliquée de ramollissement, de gibbosité, et de carrie vertébrale ou maladie de pott ; dans ces derniers cas, la Mécanique doit se subordonner à la Chirurgie. Enfin, la déviation est ancienne ou récente : division importante qui nécessite certaine modification dans l'appareil dont il faut faire usage.

Les causes de déviations sont très nombreuses, mais, quelles qu'elles soient, directes ou indirectes, toujours est-il qu'elles ont pour effet, outre l'altération des parties malades, de détruire le parallélisme des forces ligamenteuse et musculaire qui tendent, dans l'état normal, à maintenir droites les deux moitiés symétriques du rachis.

Or, si cette idée est vraie (et je ne crois pas trouver de contradicteurs), il devient facile de déduire le traitement d'une déviation quelconque.

A la Chirurgie, la tâche de combattre et sa cause et l'altération qu'elle a déterminée.

A la Mécanique intelligente le soin d'empêcher la prépondérance des forces musculaires du côté sain, de maintenir ou de rétablir par une action le parallélisme de forces qui a été détruit; elle doit permettre au côté faible ou dévié toute latitude aux mouvemens propres à le développer; elle doit gêner le côté sain et tendre à réduire ses forces aux proportions du côté opposé; somme toute, l'action de la Mécanique doit être de faire équilibrer le plus possible les deux moitiés du corps, de ne pas permettre que l'une se développe plus rapidement que l'autre.

Telles sont mes idées les plus nettes sur cet important sujet.

Mes succès de chaque jour me donnent l'intime conviction que, si je n'ai pu encore atteindre complètement la solution du problème orthopédique, j'en ai du moins approché de fort près, sans avoir rien fait perdre à mes appareils de la simplicité, de la modicité de leurs prix et de tous les autres avantages que réclame leur usage à domicile pour toutes les classes de la société et particulièrement pour la jeunesse, dont l'éducation et les études n'auront aucun retard à éprouver durant le traitement.

CEINTURE - CORSET POUR LE JOUR.

(*Fig.* 1re.)

Supposons une déviation à droite, par exemple : l'action de ma ceinture-corset, au moyen de sa plaque dorsale, arrête les progrès de la saillie de la colonne vertébrale, gêne le faisceau musculaire qui tend à l'entraîner dans ce sens, et la résistance des tissus contractiles se trouvant vaincue, ramène graduellement de droite à gauche, en serrant davantage le lacet, la déviation existante, jusqu'à son entière disparition.

Le point d'appui est pris sur les hanches. Deux *tuteurs latéraux* soutiennent les bras à hauteur égale au moyen de croissans

I

qui pivotent facilement pour obéir à tous les mouvemens possibles, et dont les tiges, au moyen d'une crémaillère cachée dans l'épaisseur de la garniture, se rallongent selon la croissance de la personne ou les progrès de redressement que l'on obtient. Un troisième tuteur, dit *tuteur dorsal*, est placé par derrière, au milieu de la ceinture ; il sert, à l'aide d'un lacet, de point fixe à la plaque de cuir dont est pourvu le tuteur latéral de droite et qui doit contenir et effacer graduellement la gibbosité ; ce tuteur dorsal varie d'inclinaison suivant le degré de déviation.

Lorsque la déviation existe du côté gauche, ou lorsqu'elle est double en sens inverse, la plaque de cuir et le tuteur dorsal subissent un changement de position afin que leur mécanisme reste le même dans ses effets.

Cette ceinture s'agrafe sur le devant ; elle laisse la poitrine libre dans tous ses mouvemens.

Par derrière, elle repose sur le Sacrum et les crêtes des Os des Iles, point d'appui large, solide, et qui permet à cet appareil de maîtriser, sans gêne pour le malade, toutes les tendances vicieuses de la colonne vertébrale, dont la courbure s'efface devant ses efforts doux et persévérans.

CORSET EXTENSEUR DE NUIT.

(*Fig.* 2.)

Pour faire disparaître les difformités de la taille, ce n'est pas assez de les soumettre au traitement orthopédique pendant le jour, il est encore urgent de les y assujétir pendant la nuit si l'on veut donner à ce traitement toute son efficacité et la moindre durée possible.

Le corset extenseur de nuit devient donc indispensable puisque son mérite consiste à ne rien laisser perdre pendant la nuit, et jusqu'à parfaite guérison, des succès progressifs, des améliorations graduées qui résultent de l'emploi de la ceinture-corset pendant le jour.

Cet appareil de nuit peut se placer dans tous les lits; il tend puissamment, par sa combinaison spéciale, à donner de l'élégance à la taille tout en contribuant essentiellement à lui rendre sa forme normale, résultat de la plus haute importance pour toutes les statures : c'est au moyen de la pression convenable et continuelle qu'il exerce sur les gibbosités seulement, et à la liberté complète d'action qu'il permet au côté faible, opposé à la déviation, que l'on obtient plus ou moins promptement l'effet satisfaisant que l'on doit attendre de son emploi.

Mais je dois faire observer que lorsqu'il s'agit en même temps d'effectuer le redressement de la colonne vertébrale, il ne suffit pas toujours, *comme l'affirme* CERTAIN ORTHOPÉDISTE, *qui se vante follement d'avoir traité un millier de sujets pendant un laps de trois ans, et* QUI SE DIT BREVETÉ, *bien qu'on n'ait encore pu jusqu'ici voir figurer son nom sur les registres ou catalogues de l'Administration compétente;* il ne suffit pas toujours, dis-je, d'être couché sur le dos et que l'appareil soit disposé pour qu'il exerce sur les gibbosités la pression convenable; car cette position horizontale est rarement de nature à faire produire au poids du corps toute l'extension qu'exige le redressement réel des déviations de la taille.

En effet, cette amélioration, ce redressement, demande encore, à mon avis, quelques moyens, quelques soins complémentaires.

C'est pourquoi j'ai jugé fort à propos d'ajouter à mes appareils un système d'extension de la plus grande simplicité, d'un usage commode, et dont il est facile de varier les effets, très avantageux, selon les forces, le tempérament ou les dispositions de la personne en traitement.

Les diverses et nombreuses expériences auxquelles ont été soumis ce dernier moyen ne laissent aucun doute sur l'efficacité de son emploi, et en garantissent désormais les meilleurs résultats.

Ce nouveau système additionnel, qui a son point d'appui sous les Aisselles et sur le Thorax, se compose :

D'une ceinture en coutil qui enveloppe le bassin ;

De deux grandes courroies fixées à cette ceinture et allant des hanches aux pieds pour s'adapter à un palonnier tenant lui-même à un ressort encastré dans sa boîte ;

Et d'une manivelle destinée à solliciter, plus ou moins, l'extension de la ceinture, et parconséquent à redresser avec plus ou moins d'énergie, la colonne vertébrale.

Pour indiquer d'une manière exacte le degré d'extension que l'on obtient à l'aide de la manivelle, on a, de plus, disposé dans la boîte dont il s'agit, un régulateur sur lequel on a figuré des chiffres qui en sont la véritable expression, et qui ne saillit progressivement de cette boîte qu'en raison de l'intensité d'extension que l'on fait prendre à la ceinture.

Le volume total de cet appareil de nuit, qui peut se monter et se démonter aisément au moyen de quelques vis, comporte soixante-dix centimètres de long sur quarante de large et trente de haut ; son poids est d'environ six kilogrammes.

CORSET MODIFICATEUR

DES

DÉVIATIONS DE LA TAILLE.

(*Fig.* 3.)

Ce corset, qui protége à la fois la croissance et le développe- -ment, est d'une application tellement avantageuse pour opérer le redressement des déviations naissantes, qu'il peut couper court à cette infirmité sans qu'il soit besoin de la soumettre aux appareils dits *redresseurs ;* il a en outre l'avantage, pour les personnes de tout âge, de dérober à l'œil les infirmités de la taille, d'en rendre la configuration parfaite, et cela, en comprimant les parties pro- tubérantes et déviées, en même temps qu'il permet aux parties faibles un développement facile, naturel et convenable.

Ce corset modificateur se compose :

De deux tuteurs latéraux ayant la même forme que ceux de la ceinture, et destinés aussi à soutenir les épaules et à les maintenir à égale hauteur ;

De huit ressorts dirigés et fixés verticalement sur toute la hau- teur du dos, et ayant pour but de ramener, comme il a été pré- cédemment indiqué, la taille et le dos à leur état normal ;

Et de deux *ressorts-leviers* disposés transversalement pour comprimer la gibbosité et soulever ou dégager le côté opposé de manière à ramener le corps de droite à gauche ou de gauche à droite, selon les circonstances.

Le corset modificateur se lace par devant, afin de faciliter la croissance sans qu'il faille faire subir aux tuteurs le moindre dé- placement, sans qu'il soit besoin de modifier en rien leur dispo- sition mécanique.

Un avantage précieux que comporte cet appareil perfectionné, c'est que, contrairement à tous ceux qui ont été imaginés jusqu'à ce jour, il est établi sans être aucunement rembourré, ce qui le rend plus léger, plus commode, et permet en outre d'en dissimuler plus facilement l'emploi.

Enfin, il est bon de faire observer que les croissants qui en surmontent les tuteurs sont mobiles sur tous sens, et obéissent aux plus légers mouvements que leur imprime elle-même la mobilité du corps.

NOUVELLE JAMBIÈRE A EXTENSION

POUR

REDRESSER LES FAUSSES ANKYLOSES DU GENOU.

(*Fig.* 4.)

La fausse ankylose angulaire du genou est une affection très fréquente, surtout dans le jeune âge. Aussi, a-t-on préconisé tour à tour divers appareils propres au redressement du membre fléchi. Malheureusement, le grand vice de toutes ces machines, et que chacun comprendra facilement, c'est qu'elles ont toutes pris leur point d'appui sur le genou lui-même, c'est-à-dire, sur le point malade. De là ces mécomptes et ses insuccès qui fatiguent la patience des malades et la vive sollicitude des familles.

L'ingénieux appareil que je présente aujourd'hui a déjà pour lui l'expérience de quelques années de succès.

Il est simple dans sa forme, assez léger dans sa construction pour ne gêner qu'extrêmement peu la marche, et d'une application des plus faciles pour tout le monde. Loin d'incommoder le genou malade et par fois sensible, il l'entoure, le protège, sans le presser, sans le toucher même, pour rendre plus efficace l'emploi des moyens onctueux propres à faciliter le redressement. Ses points d'appui sont, en haut et en dehors, le long de la cuisse; en bas, sur les côtés de la jambe et sur le pied, qui se chausse d'un brodequin. La puissance qui règle et opère le redressement est située sous le jarret.

La figure 4ᵉ de la planche ci-jointe rendra sensible à l'œil le jeu de cet appareil, qu'il deviendrait inutile de décrire dans tous ses détails.

Maintenant, que l'on applique cet appareil à un genou atteint de fausse ankylose à 30 ou à 40 degrés, par exemple, et l'on se convaincra bientôt de toute sa puissance d'action sur les extrémités du membre qu'il tend à éloigner et à redresser en profitant du relâchement et de l'allongement des faisceaux musculaires et tendineux de la partie postérieure de la cuisse, surtout des muscles biceps-crural et demi-tendineux vaincus dans leur rétraction par l'extension continue, bien que légère de la jambière; et ces parties musculaires rétractées céderont d'autant plus facilement sous l'influence persévérante de ce moyen qu'elles restent libres et ne sont nullement comprimées, par l'appareil, aux environs du genou. Enfin, il est constant que, contrairement aux autres appareils de cette nature employés jusqu'à ce jour et dont le succès a toujours été incomplet, ma nouvelle Jambière perfectionnée peut, seule et en peu de temps, opérer la guérison radicale de la fausse ankylose du genou.

REDRESSEMENTS

DES

PIEDS - BOTS ET JAMBES COURBES.

Pour faire disparaître ces difformités, il suffit d'approprier aux membres déviés ou infirmes des appareils analogues à la nouvelle Jambière à extension dont je viens de démontrer le mérite supérieur et incontestable.

Il devient donc superflu de décrire ici et de représenter les appareils nombreux et variés dont on pourrait faire avantageusement emploi dans ces divers cas, puisqu'ils sont tous combinés et établis d'après des principes tout-à-fait identiques, et qu'ils ne peuvent différer entre eux que par des changemens dans les formes, les dimensions, les dispositions, etc., soumis à l'empire des circonstances.

NOTA. Les personnes qui ne voudraient pas faire le voyage de Paris pourraient m'envoyer, avec la consultation du médecin, un moule en plâtre de la partie malade.   (*Affranchir.*)

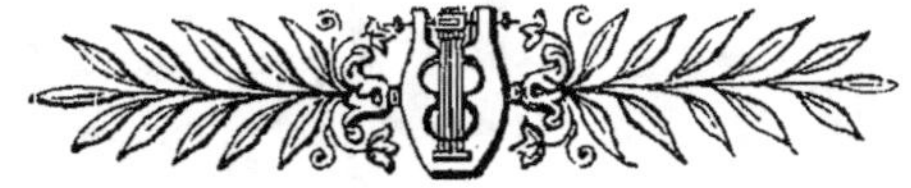

LÉGENDE

DES

FIGURES DE LA PLANCHE CI-JOINTE.

(*Fig.* 1ʳᵉ.)

CEINTURE - CORSET POUR LE JOUR.

a a : Ceinture proprement, dite ou base du corset.

b, b : Les deux tuteurs latéraux.

c, c : Croissans des tuteurs *b, b*.

d d : Tuteur dorsal.

e e : Rangée d'œillets adaptée au tuteur *d*.

f : Plaque de cuir sur laquelle est pratiquée une pareille rangée d'œillets.

(*Fig.* 2.)

CORSET EXTENSEUR DE NUIT.

g, g : Deux tringles de dimensions variables, et conjuguées pour faire support; d'un bout elles tiennent à la boîte *h*, et de l'autre à la planche *i*.

h h : Boîte qui renferme le mécanisme d'extension.

i i : Planche qui porte l'ensemble du corset extenseur.

j j : Corset extenseur; il est garni de crin et recouvert d'une peau très douce.

k : Ceinture en coutil de l'extension.

l, l : Courroies attachées à la ceinture et allant des hanches aux pieds.

m : Palonnier aux extrémités duquel sont aussi attachées les courroies *l, l*.

n : Partie supérieure du corset, munie d'une épaulette.

n' : Épaulette destinée à comprimer la protubérance de l'épaule.

o : Courroie bouclée qui a pour but de maintenir le corset *j*, d'empêcher le corps de descendre et de laisser les épaules dans leur position normale.

p, : Coussins destinés à supporter les bras de la personne.

(*Fig.* 3.)

CORSET MODIFICATEUR.

DES DÉVIATIONS DE LA TAILLE.

q, q : Tuteurs latéraux.

r, r : Croissans des tuteurs q, q.

s, s : Ressorts-leviers adaptés transversalement au tuteur de droite.

t, t, t, t ; t, t, t, t : Les huit ressorts fixés au dos du corset, et qui
    en occupent toute la hauteur ; ils contribuent puissamment
    à modifier la taille de la personne.

(*Fig.* 4.)

JAMBIÈRE A EXTENSION

POUR

REDRESSER LES FAUSSES ANKYLOSES DU GENOU.

u u : Cuissard dont la partie supérieure, en forme de palette,
    emboîte le trocantère, et dont la partie inférieure s'articule
    aux condyles avec deux branches v, v, qui s'articulent elles-
    mêmes à la malléole avec un étrier x fixé à la chaussure.

v, v : Branches articulées d'un bout avec l'extrémité inférieure du
    cuissard u, et de l'autre avec l'étrier x ; ces deux branches
    sont composées chacune de deux pièces assemblées, à cou-
    lisse w, afin de pouvoir donner commodément à la jam-
    bière un allongement convenable, en rapport avec la
    croissance de la personne.

w :   Coulisse qui réunit les deux pièces dont se compose chacune
    des branches v, v.

x :   Etrier auquel viennent s'articuler les branches v, v.

y, y : Deux brides métalliques en forme de demi-cercles, tenant,
    l'une au cuissard u u, l'autre aux branches v, v, et aux-
    quelles est adaptée une longue vis z.

z : Vis d'extension servant à régler le redressement.

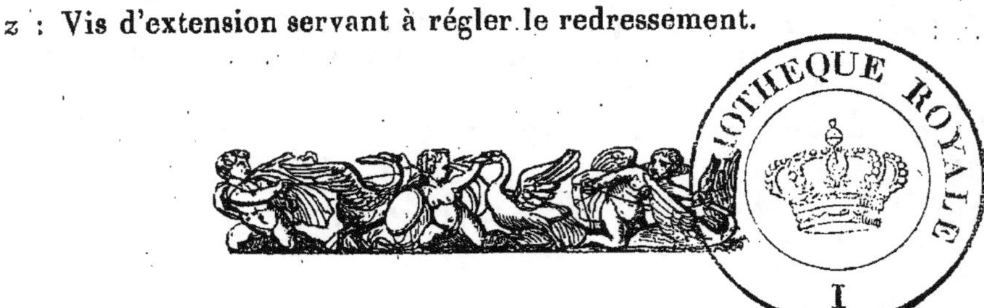

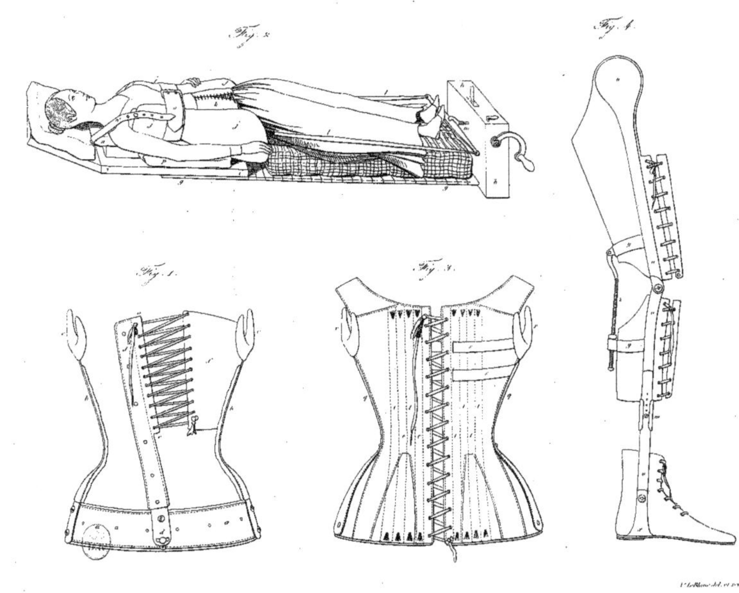

Fig. 3
Fig. 2
Fig. 1
Fig. 4